DU

TRAITEMENT DE LA SYPHILIS

DU

TRAITEMENT DE LA SYPHILIS

NOTE EXTRAITE DE LA DISCUSSION

OUVERTE SUR CETTE QUESTION DEVANT LE CONGRÈS MÉDICAL

DE LYON

PAR A. RODET

Ex-chirurgien en chef de l'Antiquaille,
Président de la Société protectrice de l'Enfance de Lyon.

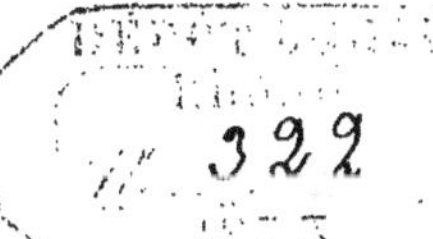

LYON

IMPRIMERIE D'AIMÉ VINGTRINIER,
Rue Belle-Cordière, 14

—

1873

DU

TRAITEMENT DE LA SYPHILIS

Les orateurs qui ont pris la parole et les auteurs qui ont envoyé des mémoires sur le traitement de la syphilis forment trois groupes distincts, savoir : ceux qui ne donnent jamais de mercure, ceux qui n'en donnent que lorsque les accidents généraux ont apparu et ceux qui le prescrivent dès le début du chancre infectant. Les premiers proscrivent le mercure parce que, disent-ils, la syphilis guérit à la longue, spontanément, ou à l'aide des toniques. Les seconds attendent, pour le prescrire, l'apparition des symptômes constitutionnels, parce que, d'après eux, ce médicament n'a de puissance que contre les manifestations générales, mais nullement contre la maladie elle-même, qui n'en poursuit pas moins son cours, malgré les traitements, quels qu'ils soient, qu'on peut lui opposer. Les troisièmes, enfin, emploient le mercure dès le début du chancre, parce que, pour eux, ce remède s'attaque non-seulement aux phénomènes apparents, mais aussi à l'infection elle-même, qu'il guérit en en débarrassant pour toujours l'organisme, au moins dans le plus grand nombre des cas.

Que la syphilis soit susceptible de guérir spontanément, c'est possible ; j'ajouterai même, si l'on veut, que cela a lieu probablement quelquefois ; mais, pour ma part, je tiens pour suspectes les guérisons ainsi obtenues, et voici pourquoi :

Pendant que je remplissais à l'Antiquaille les fonctions de chirurgien en chef, il arrivait souvent, dans mon service, des individus de la campagne porteurs des symptômes de syphilis tertiaire les plus hideux, les plus étendus et les plus caractérisés. Or, la plupart de ces individus, interrogés avec soin, déclaraient n'avoir jamais fait aucun traitement pour combattre une maladie syphilitique, dont ils n'avaient jamais soupçonné l'existence, ou à laquelle ils n'avaient attaché aucune importance. M. Clerc a donc eu raison de dire que les syphilis légères peuvent être suivies, dans l'avenir, des accidents tertiaires les plus graves, si elles ne sont pas sérieusement et efficacement traitées dès leur origine.

Au début de ma pratique médicale j'hésitai quelque temps pour décider s'il valait mieux commencer le traitement dès l'origine du chancre ou attendre l'apparition des premières manifestations générales. J'essayai alternativement ces deux méthodes, et les faits que j'observai me firent adopter définitivement la première.

Il est vrai que le traitement hâtif n'empêche pas, en général, l'apparition des symptômes constitutionnels. Je ne crois pas, même, qu'il retarde d'une manière sensible cette apparition; mais ce qui me paraît incontestable, c'est qu'il atténue leur intensité, leur durée et leur gravité. Cet effet est d'autant plus marqué que le traitement a été entrepris plus près du début du chancre et qu'il a eu plus de temps pour modifier l'organisme avant l'époque où doivent éclore les premières manifestations. On peut voir même ces manifestations faire complètement défaut lorsqu'on a été assez heureux pour pouvoir commencer le traitement très-peu de jours après les premiers indices du chancre (1).

(1) Il est rare qu'on se trouve dans des conditions aussi favorables, parce que les malades ne consultent pas, habituellement, le médecin assez tôt, et,

Mais, pour que ces résultats puissent être obtenus, il ne suffit pas de faire un traitement de courte durée. Il ne s'agit pas ici de prévenir l'infection, puisqu'elle existe, quoique encore latente, mais de la combattre à fond, absolument comme si déjà elle s'était manifestée par les symptômes les plus évidents.

Avant qu'on eût distingué les chancres syphilitiques vrais des ulcères vénériens qui n'infectent jamais, on prescrivait dans tous les cas des traitements dits préventifs qui ne devaient durer que quelques semaines tout au plus ; et comme la plupart des malades ainsi traités demeuraient exempts de toute manifestation générale, on rapportait au mercure l'honneur de cet heureux résultat. Nous savons aujourd'hui que ces traitements étaient de nul effet, et qu'aucun des malades atteints de chancres vrais n'était préservé par ces quelques doses de mercure. Personne n'ignore, en effet, que ces malades ne peuvent être guéris que par des traitements beaucoup plus longs et beaucoup plus compliqués.

L'une des causes les plus fréquentes de l'insuccès du traitement mercuriel dans la syphilis, a dit M. le docteur Clerc, c'est que, généralement, le mercure n'est pas donné à doses suffisantes. Cette remarque est juste, mais il ne suffit pas, à mon avis, de donner ce remède à dose élevée pour en assurer l'effet vraiment curatif. Pour obtenir ce résultat, il faut l'administrer d'après une méthode qui en assure le plus possible les effets continus depuis le commencement jusqu'à la fin du traitement, tout en le rendant aussi inoffensif que possible, et en continuer l'usage pendant longtemps, quatre ou cinq mois environ, et même plus longtemps encore, dans quelques cas.

Une expérience déjà longue m'a appris que chez les syphilitiques vierges encore de tout traitement, des doses très-

aussi, parce que la nature infectante du chancre ne peut pas toujours être diagnostiquée dès les premiers jours.

minimes de mercure produisent des effets parfaitement suf-
fisants, mais que ces effets ne se continuent qu'à la condition
que ces doses soient augmentées peu à peu. Cela ne présente
aucune difficulté pendant une partie du traitement, mais il arrive un moment où l'on se trouve dans l'alternative de nuire
au malade par des doses trop fortes ou de laisser la maladie
reparaître et reprendre son cours malgré le traitement.

Ayant été mainte fois témoin de cette dernière alternative,
dans les premières années de ma pratique médicale, je pensai
que le bichlorure de mercure, que j'administrais alors de
préférence, était peut-être une préparation infidèle, et je lui
substituai le proto-iodure dans tous ces cas malheureux. Celui-ci, quoique donné à faible dose, faisait justice en quelques
jours des manifestations apparues en dépit du bichlorure. Il
paraissait donc doué d'une puissance supérieure à la sienne.

Pour résoudre cet intéressant problème, j'intervertis les
rôles. Sur une série de malades, je commençai le traitement
par le proto-iodure à dose faible d'abord, puis à doses croissantes. Les résultats furent exactement les mêmes, c'est-à-
dire qu'il arrivait aussi un moment où je me trouvais dans
l'alternative de nuire par des doses trop fortes ou de rester
impuissant.

J'étais souvent impuissant, en effet, comme le démontrait
l'apparition de nouveaux symptômes. J'administrais alors le
bichlorure, et celui-ci, à dose faibles, agissait avec une puissance vraiment surprenante, alors que le proto-iodure, à
dose beaucoup plus élevée, n'avait pu empêcher ces nouvelles
manifestations.

Ces expériences cliniques démontrent que ces deux préparations ne sont pas plus efficaces l'une que l'autre, mais que leur
pouvoir antisyphilitique varie très-sensiblement selon les
conditions dans lesquelles elles sont administrées. Elles sont
aussi bien tolérées l'une que l'autre, pourvu qu'on n'oublie pas

qu'elles doivent être administrées à doses très-différentes.
J'estime que le bichlorure est à peu près cinq fois plus actif
que le proto-iodure et que, par conséquent, un centigramme du
premier équivaut à cinq centigrammes du second. Ce dernier
a l'inconvénient assez sérieux de provoquer beaucou pplus
souvent la salivation que le premier, auquel je serais disposé
à accorder la préférence, à cause de cela, s'il était possible
ou convenable de s'en tenir à une seule préparation pendant
toute la durée du traitement.

Plusieurs préparations mercurielles jouissant d'une effica-
cité égale ou approximativement égale, comment se fait-il que
lorsque l'une d'elles a perdu la plus grande partie de sa puissance, celle qu'on lui substitue possède encore la plénitude de
la sienne ? Il y a là deux faits cliniques dont l'un est univer-
sellement connu, mais dont l'autre l'est beaucoup moins. Le
premier, c'est que l'habitude émousse peu à peu l'action du
remède, soit en mettant l'organisme en mesure d'y résister
de plus en plus, soit, peut-être, en lui permettant de l'élimi-
ner avec une rapidité de plus en plus grande, d'où la néces-
sité d'augmenter graduellement les doses. Le second, c'est que
cet effet de tolérance de l'organisme pour le remède ou de ré-
sistance de plus en plus grande à son action ne se produit
que pour les préparations identiques qui y sont ingérées ré-
gulièrement, mais nullement pour celles qui ne sont qu'ana-
logues.

C'est sur ce double fait clinique qu'est fondée la méthode
que je mets depuis longtemps en usage pour combattre la syphilis. Je commence habituellement par le bichlorure, que je
donne d'abord à la dose minime d'un centigramme par jour,
en deux fois. Tous les huit jours j'augmente cette dose d'un
demi-centigramme jusqu'à ce que j'arrive à trois centigrammes et demi par jour environ, dose que les malades supportent parfaitement dans la très-grande majorité des cas, et à

laquelle il est permis d'arriver, en général, sans aucune es-
pèce d'inconvénient.

Arrivé là, au lieu d'augmenter encore la dose, ce qui pourrait ne pas être sans quelque danger, ou de continuer le traitement par cette même dose, ce qui compromettrait presque
à coup sûr le succès du traitement, comme je l'ai déjà fait remarquer, j'abandonne le bichlorure, et je lui substitue le
proto-iodure. Je donne aussi ce second remède à dose minime
en commençant, c'est-à-dire à celle de 5 centigrammes par
jour en deux fois, et j'augmente de 25 milligr. tous les huit
jours, jusqu'à ce que j'arrive à 17 ou 18 centigr. par jour. Parvenu à ce point du traitement, je diminue graduellement la
dose du proto-iodure, mais je fais prendre concurremment de
l'iodure de potassium à doses croissantes, puis, enfin, je ter-
mine en faisant prendre pendant quelque temps encore de
l'iodure de potassium seul.

Il est bien entendu que les rôles pourraient être intervertis
sans beaucoup d'inconvénient, et que l'on pourrait commencer
le traitement par le proto-iodure et le continuer par le bichlorure. Il est pourtant un motif en faveur de la pratique que
je suis habituellement, et ce motif, le voici : il me paraît convenable et prudent de terminer le traitement en faisant prendre de l'iodure de potassium à doses croissantes et du mercure à doses décroissantes. Or, n'est-il pas plus rationnel de
donner simultanément deux préparations iodurées que deux
sels aussi différents l'un de l'autre qu'un chlorure et qu'un
iodure?

Si cependant on préférait, pour un motif quelconque, commencer le traitement par le proto-iodure, il y aurait un moyen
très-simple de faire disparaître l'inconvénient que je viens de
signaler. Ce serait de cesser totalement l'emploi du bichlorure, après l'avoir porté jusqu'à sa dose extrême, et de lui subs-

tituer le sirop de Boutigny, que l'on donnerait aussi à des doses croissantes.

Ai-je besoin de dire maintenant que le traitement que je viens d'esquisser doit être modifié selon l'âge, le sexe, le tempérament, la santé habituelle des malades et selon une foule d'autres circonstances? Je ne puis et je ne veux entrer, sous ce rapport, dans aucun détail. Je dirai seulement que, dans les dernières périodes du traitement, il est souvent utile d'administrer des toniques amers, tels que le sirop ou le vin de quina, en même temps que les préparations antisyphilitiques, et qu'il convient d'ajouter au traitement des préparations ferrugineuses pour peu que l'anémie paraisse imminente, et, à plus forte raison, si elle est déjà déclarée.

Je dirai aussi que lorsque la syphilis survient chez des vieillards, chez des valétudinaires ou ou chez des individus prédisposés aux congestions cérébrales, on ne doit la combattre qu'avec une extrême prudence; que le bichlorure et le proto-iodure sont ordinairement mal tolérés dans ces cas, et que la préparation qui est alors le mieux supportés est le cyanure de mercure, donné à doses extrêmement minimes, dissous dans un véhicule approprié, tel que le sirop de salsepareille, ou de Cuisinier, ou de douce-amère, etc. Je commence par un demi-centigr. par jour, et j'augmente lentement sans dépasser ordinairement un centigr. et demi, mais je continue cette médication pendant longtemps, si elle bien supportée.

Je dirai enfin que, dans les cas où les organes digestifs irrités ne peuvent pas supporter les préparations mercurielles, je prescris des frictions avec la pommade mercurielle, en me conformant, autant que possible, aux préceptes que j'ai formulés plus haut. Ainsi je commence par une dose faible, un gramme par jour seulement, et j'augmente cette dose d'un gramme tous les huit jours, jusqu'à ce qu'on arrive à 6, 7 ou 8 grammes par jour, suivant les cas.

Pendant que cette médication se poursuit, je m'efforce, par tous les moyens possibles, de ramener les organes digestifs à leur état naturel, et, lorsque j'y suis parvenu, je fais cesser les frictions et je fais prendre les remèdes par la bouche.

Voilà, exposée aussi brièvement que possible, la méthode que j'emploie dans le traitement de la syphilis. Cette méthode, à laquelle je suis arrivé après une observation longue et attentive, est celle qui m'a donné les meilleurs résultats. Ma conviction est qu'avec elle on obtient la guérison, non pas seulement des manifestations, mais de la maladie elle-même, dans le plus grand nombre des cas; que la guérison est obtenue plus souvent et en moins de temps avec cette méthode qu'avec celle qui consiste à ne combattre que les manifestations et qu'avec cet autre qui s'en tient à la même préparation pendant toute la durée du traitement.

J'affirme qu'en suivant cette méthode la guérison est le plus habituellement obtenue, mais je ne vais pas jusqu'à dire qu'elle ait toujours lieu. Malheureusement, je ne connais aucun moyen d'éviter sûrement le retour des accidents, c'est-à-dire, d'obtenir dans tous les cas, la guérison réelle, absolue, définitive. Cette guérison est la règle, mais cette règle a des exceptions encore beaucoup trop nombreuses.

Lorsqu'on se trouve en face de ces exceptions, que convient-il de faire? La réapparition des symptômes étant la preuve, c'est du moins mon avis, que le traitement n'a pas été assez énergique ou assez prolongé, suffit-il de lui opposer un nouveau traitement de quelques jours ou de quelques semaines pour compléter le premier? Non, cela ne saurait suffire. Lorsque de nouveaux accidents apparaissent, la maladie a repris toute sa force, toute sa puissance, toute sa ténacité, et réclame, non pas un traitement complémentaire du premier, mais un traitement tout aussi actif et tout [aussi prolongé que si aucun remède n'avait été encore administré. Il y a plus, le premier traitement ayant été impuissant à détruire à fond la maladie constitutionnelle, le deuxième doit être plus puissant et plus prolongé, si l'on veut avoir l'espoir légitime de ne pas échouer encore une fois.

Chose remarquable! les malades, dans ces cas exceptionnels, supportent ordinairement à merveille des doses qui ne seraient pas sans danger dans les cas ordinaires. C'est que si le remède neutralise dans l'économie l'état morbide, quel qu'il soit, qui constitue la maladie, cet état morbide, à son tour, neutralise aussi le remède. Ceci est un fait d'expérience que tous les praticiens ont pu observer et que j'ai déjà signalé dès 1847, dans un mémoire *Sur les accidents qui peuvent résulter de l'emploi de l'iodure de potassium*. Le sulfate de quinine, dans les fièvres d'accès graves, la morphine, dans certaines névralgies et l'iodure de potassium dans la syphilis tertiaire, sont supportés à des doses qui troubleraient inévitablement et gravement la santé si on les administrait à des individus exempts de tout état morbide. Il en est de même du mercure, que l'organisme tolère d'autant mieux que l'indication de ce remède est plus nette, plus évidente, plus réelle.

A l'appui de cette proposition je pourrais citer des faits nombreux, mais je me bornerai au suivant, qui me paraît digne d'intérêt et très-concluant:

M. X..., âgé de 25 ans, contracta la syphilis en 1847. Je le soumis à l'usage du bichlorure de mercure que je lui fis cesser au bout de deux mois, croyant alors que cette durée était suffisante. Il paraissait, en effet, complètement guéri, et il partit pour Paris. Arrivé dans la capitale, il ne tarda pas à apercevoir, dans le champ visuel de l'œil gauche, des figures bizarres, des filamments fixes, entrelacés les uns dans les autres, et à remarquer avec terreur que sa vue s'affaiblissait de ce côté.

Justement effrayé par l'apparition de ces phénomènes, il alla consulter M. Sichel, qui, ayant appris ses antécédents, jugea qu'il s'agissait d'une amaurose syphilitique, et qui lui prescrivit un traitement mercuriel. Ce traitement, continué pendant six ou sept semaines, améliora beaucoup l'état de la vue, mais après sa suppression les mêmes symptômes reparurent avec la même intensité que la première fois.

M. Sichel lui fit suivre encore un traitement par le mercure, pendant six semaines, et par l'iodure de potassium, pendant deux semaines. Ce nouveau traitement produisit les mêmes effets que le premier, mais sa suppression trop hâtive permit aux symptômes de reparaître en très-peu de temps du côté de l'œil gauche et de s'aggraver rapidement, pendant que l'œil droit se trouvait aussi menacé des mêmes accidents.

Redoutant de devenir aveugle, désespéré et nourrissant déjà des projets de suicide, le malade revint à Lyon, uniquement pour y suivre un nouveau traitement. Je le soumis aussitôt à l'usage du bichlorure de mercure, que je lui fis prendre pendant deux mois, en élevant graduellement la dose jusqu'à 10 centigr. par jour. Puis je substituai à ce remède le proto-iodure, dont je portai peu à peu la dose jusqu'à 30 centigrammes par jour. Ce traitement dura en tout trois mois et demi, et fut admirablement supporté. Aucun malaise ne se manifesta pendant sa durée, ni du côté des organes digestifs, ni du côté du système nerveux, ni même du côté des gencives, et la guérison, qui était complète à la fin de ce traitement, ne s'est pas démentie un seul instant depuis cette époque, c'est-à-dire depuis vingt-cinq ans.

J'ai cité cette observation telle que je la trouve consignée dans mes notes, parce qu'elle vient admirablement à l'appui de la proposition que j'ai émise, mais je suis bien loin de vouloir la proposer comme un modèle à suivre. Le premier traitement n'avait duré que deux mois, et dès lors il n'est pas surprenant que la guérison n'ait été qu'apparente et ne se soit pas maintenue. Quant au deuxième traitement, je le prolongerais davantage aujourd'hui, sans donner des doses aussi élevées, et j'arriverais ainsi, sans autant de risque, au même résultat.

Tout ce que je viens de dire se rapporte à la syphilis secondaire.

Dans la syphilis tertiaire les mêmes principes doivent être observés, en substituant au mercure les iodures de potassium, ou d'ammonium, ou de sodium.

C'est par le premier de ces iodures que je commence toujours chez les tertiaires vierges encore de tout traitement. Je le donne à faible dose au début, 25 centigr. par jour seulement, et j'augmente peu à peu cette dose, de manière à assurer toujours l'action curative du remède sans fatiguer l'organisme. Il est rare que je dépasse cinq ou six grammes par jour, et si ce remède paraît être difficilement toléré avant d'être porté à la dose jugée nécessaire, je lui substitue l'iodure d'ammonium, que je donne aussi à faible dose en commençant, et dont j'augmente graduellement la quantité, à mesure que le malade s'habitue à son action. Il est bon d'être prévenu, pour doser convenablement cette dernière préparation, qu'elle est à peu près moitié plus active que l'iodure de potassium, et qu'il convient, par conséquent, de l'administrer à doses moitié moindres.

Il faut savoir enfin que la syphilis tertiaire exige un traitement au moins moitié plus long que la syphilis secondaire, et qu'il convient souvent d'associer aux iodures des préparations amères, telles que le sirop ou le vin de quina, et quelquefois aussi des préparations ferrugineuses.